TABLEAUX

DES

INFIRMITÉS ET MALADIES

QUI RENDENT INHABILE AU SERVICE MILITAIRE.

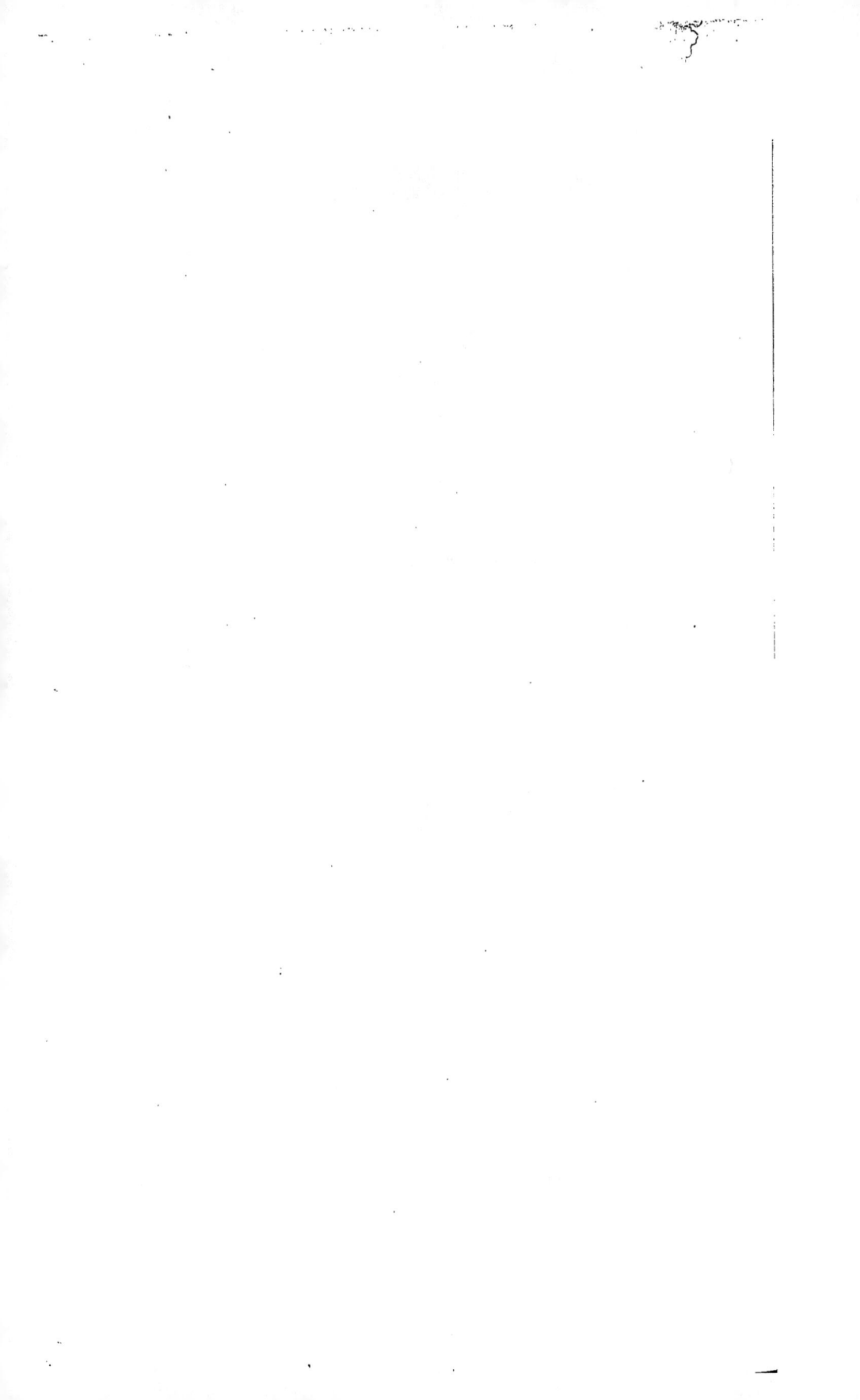

TABLEAUX

DES

INFIRMITÉS ET MALADIES

QUI RENDENT

INHABILE AU SERVICE MILITAIRE,

Par Joseph **TONNET**,

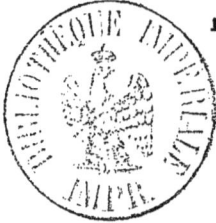

D. M. P.

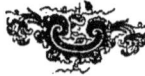

NIORT,

MORISSET, IMPRIMEUR DU ROI ET LITHOGRAPHE.

— 1843. —

CONSIDÉRATIONS

SUR

LES MOTIFS D'EXEMPTION

DU

SERVICE MILITAIRE.

———

Sum Germanus ; ergo miles.
TACITE.

L'organisation d'une défense commune est le principe
vital de toute société. La raison n'en imagine pas, l'histoire n'en signale aucune qui n'ait obéi à cette nécessité.
Faire concourir toutes les intelligences et toutes les volontés
à ce but de conservation doit être la pensée dominante
d'un gouvernement : c'est aussi son premier devoir, et
la royauté n'a pas d'autre origine, d'autre contrat, ni
d'autre destination. De l'organisation de la défense commune découlent pour les états leur lustre, leur indé-
pendance et leur durée ; ce n'est qu'à ce prix que la
terre produit pour qui la possède, et que le travail profite
à celui qui s'y livre.

Nulle part cette question fondamentale n'a excité plus

de sollicitude que chez les anciens : on s'y était tellement attaché à créer et à maintenir des mœurs militaires, que, si tout ce que les arts, les lettres, la morale et la philosophie ont de grand, de noble et de beau ne nous venait aussi de cette source, on serait tenté d'accuser leurs législateurs d'avoir regardé l'homme comme uniquement destiné pour la guerre. Remontant à leurs codes immortels, qui ont servi de modèle aux peuples venus depuis, on trouve que chaque membre d'une société naissante est tenu d'abord au service personnel. Long-temps la dette est payée sans murmure ; mais à mesure que les peuples croissent en savoir, en industrie, en richesse ; lorsqu'ils approchent cette période que l'on appelle *haute civilisation*, alors, la loi du service personnel devient gênante et dure. C'est à cette époque qu'on a vu certaines sociétés charger quelques-uns de leurs membres du fardeau de la défense commune ; qu'on en a vu d'autres, plus déchues encore, réduites à soudoyer chez l'étranger la vigueur et le courage devenus introuvables chez elles.

L'histoire, d'accord avec la raison, proclame donc hautement qu'il n'y a de garantie pour les invidus, et de durée pour les états, que dans l'organisation d'une défense commune. — Les institutions organisatrices ont pris, selon le temps et les lieux, des caractères et des noms variés ; mais, pour ne parler ici que de notre France, si la forme a souvent changé, le fond est toujours demeuré le même : toujours, dans les dangers publics, le gouvernement s'y est appuyé sur les masses, et les mots de ban, d'arrière-ban, de levée, de milice, de réquisition et de conscription, tour à tour choisis et abandonnés, ne présentent, en dernière analyse, que l'obligation où se trouve un peuple, animé du sentiment de sa dignité, de se lever en masse toutes les fois que son existence ou son honneur sont en péril.

Quelques publicistes regrettent qu'on n'ait pas naturalisé chez nous les institutions romaines, appelées par notre assemblée constituante (décret du 12 décembre 1790), lors de la création des premières gardes nationales. Ils pensent que, dans une société convenablement ordonnée, on doit ne confier d'armes qu'aux seuls citoyens, c'est-à-dire, à tout homme qui, payant, comme propriétaire, un cens quelconque, se trouve intéressé à la conservation de l'État, laquelle apparemment est indifférente aux non-propriétaires.

Il y aurait beaucoup à dire sur les vertus civiques inhérentes à la propriété, et sur cette qualification de *prolétaire* adressée dédaigneusement à quiconque vit du travail de ses mains...... Au reste, ce n'est pas le lieu d'examiner si l'individu à qui le travail de chaque jour permet de dépenser 2 fr. 50 c. n'est pas aussi bien propriétaire de neuf cents francs de revenu que celui qui en possède le capital en fonds ou en marchandises. Je rappellerai seulement qu'à l'époque récente de nos désastres militaires, ces distinctions subtiles de prolétaires et de citoyens n'ont pas été avouées de la nature comme source d'amour pour le pays, et gage de dévouement à sa cause. Ce fut alors la classe qui n'a rien à perdre qui se montra le moins ébranlée de nos revers de fortune ; ce fut cette classe qui se montra le mieux disposée à faire à l'honneur le sacrifice de sa vie, devant lequel ceux de la propriété nous semblent peu de chose. J'ajouterai même que c'est encore aujourd'hui celle qui conserve le nerf militaire, elle seule qui nourrit le patriotique espoir de notre réveil et de notre revanche.

Rendons toutefois hommage aux esprits éclairés, qui

discutent et votent notre législation, qu'ils ne consacrè-
rent jamais ces vaines théories. Les lois du 10 mars 1818
et du 9 juin 1824, qui régissent maintenant cette ma-
tière, appellent, au contraire, indistinctement tous les
enfans du pays à l'honneur de le servir, et leur recon-
naissent des droits égaux pour l'avancement et les
récompenses.

Ces lois, répudiant le mot de *conscription* comme
rappelant des souvenirs douloureux, ont introduit à sa
place le nom de *recrutement*, pour désigner l'emprunt
annuel des hommes que le gouvernement fait au pays.
Cet emprunt ne peut excéder soixante mille soldats,
dont chacun, après huit années passées dans les rangs,
est rendu à sa volonté propre ; ce qu'on appelle *libéré*.

L'art. 1er de la loi consacre une fiction qui, à notre
avis, devrait en être bannie, parce qu'il nous semble
que ce qui sent l'artifice ôte quelque chose à la majesté
d'un acte destiné à rappeler à tous la première obligation
de l'état social. Cet article suppose que l'armée se recrute
par des engagemens volontaires, et qu'il n'est recouru
au service obligé que dans le cas de leur insuffisance.
Or, il n'est pas vrai que les armées modernes puissent
se recruter avec des volontaires. On aura beau arguer
de l'héroïque détermination qui, au début de la révolu-
tion, nous improvisa trois cents bataillons d'infanterie ;
on excipera vainement de ce qui a été imité ou parodié
par d'autres États, suivant l'expression du maréchal
Saint-Cyr : ce sont des exceptions à l'ordre naturel des
choses, qui condamne les peuples civilisés à répugner
au métier des armes. Reste à savoir, d'ailleurs, si la
défense d'un pays gagne beaucoup à ces révolutions en-
thousiastes, le ressort moral des populations se relâchant
bientôt proportionnellement à l'effort qui l'a tendu. Il

serait donc plus digne que l'art. 1er de la loi ne contînt que ces mots : tout Français naît soldat, et doit prendre place dans les rangs, lorsque son âge et l'utilité du pays exigent ce sacrifice.

Bien différente de la conscription, dont on a dit avec raison qu'elle était d'une équité inexorable, la loi de recrutement admet des exemptions, reconnaît des dispenses et favorise le remplacement. Toutes ces concessions amènent, dans leur application aux individus, un examen et un débat pour lesquels est institué, dans chaque département, un tribunal composé de fonctionnaires de l'ordre civil, qu'on nomme *conseil de révision*, lequel prononce en dernier ressort. — C'est dans le but d'éclairer tout citoyen appelé à faire partie du contingent annuel que nous publions ce petit livre. Il expose clairement et avec précision les motifs que chaque appelé se propose de faire valoir aux yeux du conseil pour obtenir dispense de service ; il rappellera aussi aux membres éclairés de ce conseil les dispositions et le degré de validité des différens motifs de réforme allégués par les jeunes gens appelés par la loi à la défense du pays.

Tel est le but que nous nous sommes proposé ; heureux si nous l'avons réellement atteint, et si nous pouvons nous flatter d'être utile.

Nous croyons devoir terminer ces considérations préliminaires par quelques observations sur plusieurs vices dont est entachée la loi la plus importante à la conservation du pays :

1° Elle constitue une armée jeune, à qui manque une réserve, c'est-à-dire, l'appui des vétérans ;

2° Elle éloigne du rang, par la facilité donnée au

remplacement , toutes les intelligences que l'éducation a développées ;

3° Elle dispense trois cinquièmes de la population de l'obligation d'apprendre à manier les armes , ce qui doit les rendre impropres à défendre le pays.

Ces causes réunies ne tendent pas seulement à amortir le feu militaire ; elles ont encore pour résultat inévitable d'assigner à nos troupes une valeur intrinsèque moindre que les troupes des autres états , qui font passer toute leur population dans l'armée , satisfaisant au principe fondamental de toutes les institutions de ce genre , à savoir , de faire concourir toutes les forces physiques et intellectuelles du pays au grand but de sa conservation.

Ces réflexions ne sont pas nôtres ; elles résultent d'ouvrages justement estimés , de discussions publiques. Elles ont appelé les méditations du conseil de la guerre. — Notre intention , au reste , n'est pas de les faire peser sur la mémoire de l'auteur illustre de la loi du 10 mars. D'abord son système , comme reculant la libération à douze années , dont six dans l'armée active et six dans les vétérans , était plus essentiellement militaire que ce qui a été substitué. Par la création de légions départementales , hommage rendu à la mémoire de nos trois cents fameux bataillons , il avait fondé des moyens d'émulation , ramené la fraternité d'armes et ranimé l'esprit de provinces et de corps. Il projetait aussi une solide organisation de la garde nationale , institution dont on ne sait comment expliquer l'oubli , en présence des landwers de l'Allemagne et des colonies militaires de la Russie.

Poursuivant et terminant enfin notre travail , toujours guidé par le savant article dans lequel nous pui-

sons ces données, nous dirons que le maréchal Saint-
Cyr, de glorieuse mémoire, a beaucoup fait pour sa
propre gloire et pour l'intérêt du pays, en triomphant de
toutes les oppositions que rencontra la réorganisation
d'une armée ; car à l'époque où sa volonté ferme obtint
ce résultat, nos forteresses étaient occupées par l'en-
nemi, nos trésors absorbés en tributs. A peine la patriotique intention du maréchal Saint-Cyr fut connue,
que l'étranger s'effaroucha de la possibilité de notre
résurrection militaire, que le pays se demanda si l'existence d'une armée permanente était compatible avec la
liberté, etc., etc.

Il était difficile de transiger avec des intérêts et
des préjugés si divers. C'est cependant ce qu'a fait la
loi du 10 mars, dont on peut dire, comme celle de
Solon, qu'elle est la meilleure que l'on pût alors ins-
tituer.

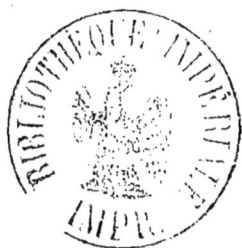

TABLEAUX

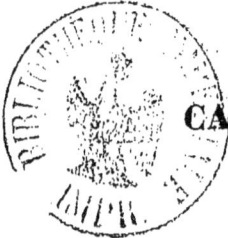

DES

CAS D'EXEMPTIONS

DU

SERVICE MILITAIRE ET DES MALADIES SIMULÉES ;

EXTRAIT DU JOURNAL DE MÉDECINE, CHIRURGIE ET PHARMACIE
MILITAIRE,

PUBLIÉ PAR ORDRE DE SON EXCELLENCE LE MINISTRE DE LA GUERRE.
T. IX, P. 341.

1er TABLEAU.

MOTIFS D'EXEMPTION DU SERVICE. — VICES ET DIFFORMITÉS
PHYSIQUES DU CRANE :

1° L'alopécie universelle et la dépilation totale
ou presque totale du cuir chevelu ;

2° La persistance de la fontanelle supérieure et
antérieure ;

3° L'écartement des sutures ;

4° Le volume exorbitant et monstrueux de la
tête ;

5° La dépression du crâne, ou toute autre difformité sensible dans sa conformation ;

6° Les grandes lésions du crâne, provenant de plaies compliquées, de fractures considérables, de l'opération du trépan, d'ulcères avec carie, — suivies d'exfoliations qui ont intéressé toute l'épaisseur des os : il en résulte des accidens très-graves, tels que l'altération des facultés intellectuelles, la perte de la mémoire, les fréquentes douleurs de tête, les étourdissemens, les vertiges, l'assoupissement et autres affections nerveuses ou spasmodiques, qui sont aussi quelquefois, et même long-temps après l'action de la cause qui les a déterminées, la suite d'une violente commotion au cerveau, sans fracture concomitante des os du crâne.

2e DE LA FACE.

1° Les taches ou envies rouges, grises, livides, etc., velues ou poilues couvrant une grande partie de la face ;

2° Les mutilations hideuses de la face à la suite de brûlures larges et profondes, de la variole ou d'une opération chirurgicale ;

3° Les pertes considérables de substance à la joue ;

4° La perte partielle ou totale de la mâchoire supérieure ou inférieure ;

5° Les difformités incurables de l'une ou de

l'autre mâchoire, capable de gêner la mastication, la parole, ou d'empêcher de déchirer la cartouche.

3º DES YEUX.

1º La chute complète des cils ou des sourcils ;

2º L'adhérence de l'une ou des deux paupières au globe de l'œil ;

3º L'atrophie d'un œil ;

4º La perte d'un œil ou de son usage ;

5º La cécité ou la privation totale de la vue, de naissance ou accidentelle.

4º DES OREILLES.

1º Les oreilles volumineuses, énormes, bizarres, très-petites ou amincies, et d'une difformité désagréable à la vue ou nuisible à l'ouie ;

2º La perte ou le défaut du pavillon de l'oreille ;

3º L'oblitération ou l'imperforation du conduit auditif ;

4º L'étroitesse ou le resserrement du conduit auditif, susceptible d'empêcher la libre perception des sons ;

5º La surdité et le mutisme de naissance ou accidentelle, complète ou incomplète.

5º DU NEZ.

1º Le volume extraordinaire du nez ;

2º Sa petitesse extrême avec étroitesse du méat

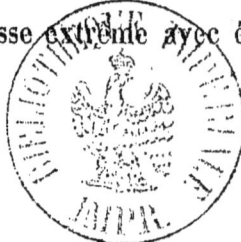

3

antérieur des fosses nasales ;

3º Le nez très-écrasé, presque nul, ou toute autre difformité de cette partie capable de défigurer ou d'altérer beaucoup la voix, et de gêner sensiblement la respiration ;

4º La perte complète du nez ou d'une portion du nez.

6º DE LA BOUCHE ET DE L'ARRIÈRE-BOUCHE.

1º Le bec-de-lièvre de naissance, simple ou double, difforme ou compliqué de la division du rebord alvéolaire des os palatins ;

2º La perte totale ou partielle de l'une des lèvres ;

3º Les lèvres constamment béantes ou pendantes;

4º La perte totale des dents incisives et canines de la mâchoire supérieure ou inférieure, de droite ou des deux côtés ;

5º La fente, l'écartement, l'échancrure, la perforation, la perte de substance ou l'absence de la voûte palatine ;

6º L'atrophie de la langue, ou sa grosseur gênant la parole;

7º La destruction presqu'entière du voile du palais ;

8º Le mutisme ;

9º L'adhérence de la langue aux parois de la bouche ;

10° La mutilation ou la perte partielle de la langue ;

11° L'extinction de la voix ou son altération manifeste par le squirrhe des amygdales, la bifurcation ou la destruction de la luette, le raccornissement de l'épiglotte ;

12° L'aphonie complète et permanente ;

13° Le bégaiement ou le bredouillement outré, c'est-à-dire, porté au point de compromettre la sûreté d'un poste.

7° DE LA POITRINE.

1° La gibbosité, ou les bosses situées à la partie antérieure de la poitrine, à la partie postérieure ou même aux parties latérales ;

2° La voussure du dos, avec aplatissement de la partie antérieure de la poitrine, ou seulement avec dépression ou enfoncement du sternum ;

3° Les cicatrices adhérentes aux parois du thorax, à la suite des plaies pénétrantes, avec lésion de ce viscère ;

4° La multiplication et le développement des mamelles, à l'instar de celles de la femme.

8° DE LA COLONNE VERTÉBRALE, DU BASSIN ET DU BAS-VENTRE.

1° La courbure ou déviation de la portion cervicalle, dorsale ou lombaire de la colonne vertébrale ;

2° La déviation ou la saillie vicieuse d'un des côtés du bassin ;

3° L'anus contre nature ou artificiel.

9e DES PARTIES GÉNITALES.

1° L'épispadias ou l'hypospadias situé au milieu ou à la racine de la verge ;

2° Le rétrécissement considérable de l'urètre ;

3° L'absence et la perte totale ou presque totale de la verge ;

4° L'absence des testicules ;

5° Les testicules arrêtés à l'anneau ;

6° L'atrophie des deux testicules, la perte de ces deux organes ;

7° La perte ou l'absence totale des parties génitales ;

8° La sortie de l'urine par le nombril ;

9° L'hermaphrodisme, c'est-à-dire, le vice de conformation des parties génitales qui imite la réunion des deux sexes.

10 DES MEMBRES.

1° Les développemens contre nature et les ac-croissemens difformes et monstrueux de la propre substance des os ;

2° La courbure défectueuse des os longs ;

3° Les fausses articulations ou articulations contre nature ;

4° L'enkilose complète ;

5° L'atrophie générale ou partielle d'un membre ;

6° La rétraction permanente d'un membre ou d'une portion de ce membre ;

7° La faiblesse, la difficulté ou la perte totale et irrémédiable du mouvement d'un membre ;

8° La privation d'un membre ou d'une portion essentielle de ce membre ;

9° Les enfoncemens, les inégalités, les déviations ou le raccourcissement des membres, provenant de fractures simples et compliquées, mal guéries ;

10° *Item* reconnaissant pour causes les distensions articulaires, les entorses violentes et les luxations négligées et mal réduites ;

11° Les cicatrices anciennes ou récentes, larges, profondes, croûteuses, parsemées de varices, bleuâtres, livides, peu solides, et dont l'existence coïncide avec des signes de faiblesse de constitution ;

12° Les cicatrices dures, résultant de plaies par brûlure, rupture et arrachement, de coups de feu, d'opérations chirurgicales ou de toute autre espèce de solution de continuité, avec ou sans déperdition de substance ;

13° Les cicatrices situées principalement sur les membres inférieurs et adhérentes aux aponévroses, au corps des muscles, des tendons, aux capsules articulaires, et même aux os, qui, bridant la contraction des muscles fléchisseurs et extenseurs, et tenant les articulations dans un état continuel de rigidité, nuisent et s'opposent à l'étendue, à l'égalité et à la souplesse des mouvemens; ou bien encore celles qui sont tendres, délicates et susceptibles de devenir douloureuses, de s'enflammer et de se rouvrir par l'effet de la marche, de la compression ou du frottement exercé par les vêtemens, des coups, des chutes, de l'impression du froid, etc.

MEMBRES SUPÉRIEURS :

1° Les extrémités supérieures et inférieures sensiblement trop longues ou trop courtes ;

2° Une épaule beaucoup plus basse que l'autre ;

3° Les altérations congéniales de la conformation des mains, leur volume extraordinaire provenant d'un engorgement lymphatique naturel, de l'état variqueux général des capillaires veineux, ou bien d'engelures habituelles ulcérées ;

4° La callosité générale avec gerçures vives de la paume des mains ;

5° Les doigts adhérens ou réunis, surnuméraires, doubles ou rameux ;

6° L'extension ou la flexion permanente d'un ou

de plusieurs doigts , ainsi que la perte irrémédiable du mouvement de ces parties ;

7° La perte de la première phalange du pouce de la main droite , la perte totale d'un pouce ;

8° La perte partielle ou totale du doigt indicateur de la main droite , ainsi que la perte de la deuxième phalange des doigts de la même main ; la perte totale des doigts de cette main ;

9° La mutilation des dernières phalanges de l'une et de l'autre main ; la difformité considérable des ongles.

DES MEMBRES INFÉRIEURS.

1° La torsion et l'entrecroisement des extrémités inférieures ;

2° La courbure de l'un ou des deux genoux , ou les genoux dits cagneux ;

3° Le volume extraordinaire de l'une ou des deux jambes ;

4° La saillie considérable des malléoles internes par l'effet de la déviation naturelle ou forée des os qui forment l'articulation du pied avec la jambe ;

5° Le raccourcissement permanent du tendon d'Achille ;

6° La claudication bien marquée ;

7° Les pieds trapus et très-courts ;

8° L'inversion des pieds , ou les pieds bots ou tors ;

9° Les pieds plats , écrasés et très-longs ;

10° Tous les orteils réunis , doubles ou rameux ;

11° La déviation du gros orteil croisant la direction des autres , accompagnée de la forte saillie de l'articulation formée par le premier os métatarsien et la première phalange du gros orteil ;

12° Le chevauchement ou la superposition de tous les orteils ; la rétraction ou la courbure difforme de tous ou de deux orteils au moins du même pied ;

13° La perte partielle ou totale d'un gros orteil , ou de deux orteils du même pied ;

14° La perte du mouvement d'un ou de plusieurs orteils du même pied, et la mutilation des dernières phalanges des orteils de l'un ou de l'autre pied.

2e TABLEAU.

DES MOTIFS D'EXEMPTION DU SERVICE MILITAIRE. — MALADIES , DIFFORMITÉS.

ULCÈRES.

1° Les ulcères invétérés , constitutionnels , d'un mauvais caractère ; les ulcères variqueux , atoniques , scorbutiques invétérés, dartreux , rongeans , scrofuleux ;

2° Tous les ulcères , de quelque nature qu'ils soient , larges , profonds , situés sur les parties actives dans les mouvemens , et qui , ayant détruit les chairs et dénudé les os , ne peuvent manquer de laisser des cicatrices étendues et adhérentes.

FISTULES.

1º Les fistules pénétrantes dans les cavités os-seuses, dans les sinus, les articulations, dans l'épais-seur des os spongieux , dans les glandes engorgées ;

2º Les fistules qui intéressent les conduits ex-créteurs , qui communiquent avec l'intérieur du larynx , de la poitrine, de l'abdomen ;

3º Les fistules urinaires , stercorales.

ABCÈS.

1º Les abcès considérables qui proviennent d'une cause constitutionnelle ;

2º Les abcès froids , de cause interne , que leur situation peut faire soupçonner compliqués de la carie des os sous-jacens ou avoisinans ;

3º Les abcès par congestion ; la maladie de *Pott*, ou mal vertébral ;

4º Les abcès internes ou profonds , prononcés à l'extérieur , ou ceux qui ont des rapports de com-munication avec les cavités ou les organes qu'elles renferment.

4

DES TUMEURS.

1° Les tumeurs ou dilatations variqueuses , anévrismatiques, érectiles , les hématoncies volumineuses , le fongus hématodes ;

2° L'anévrisme des principaux troncs artériels externes et internes ;

3° Les tumeurs froides de causes internes ;

4° Les polypes du conduit auditif, des sinus frontaux et maxillaires , du nez , de la gorge et du larynx ;

5° Les excroissances variqueuses , fongueuses et sarcomateuses incurables ;

6° L'engorgement considérable des glandes cervicales , sous-maxillaires , axillaires , inguinales ; celui des glandes mésentériques (carreau) ;

7° Les tumeurs lacrymales, salivaires , biliaires ; les tumeurs enkystées externes ou internes , volumineuses et multipliées, quelle que soit la nature du contenu du kyste , et qui ne sont curables que par les procédés opératoires ;

8° Les tumeurs osseuses ;

9° Les tumeurs blanches et fongueuses des articulations ;

10° Les tumeurs scrophuleuses externes et internes ;

11° Les tumeurs cancroïdes, ou excroissances carniformes de la peau.

HERNIES.

1º Les hernies abdominales simples ou doubles, réductibles, irréductibles, faciles ou difficiles à maintenir réduites, même à l'aide du bandage le plus convenable ;

2º Les hernies du poumon, des muscles, la procidence de l'iris.

DES DÉGÉNÉRATIONS ORGANIQUES,

1º Quel que soit le siége de ces maladies, ou la forme sous laquelle elles se montrent ;

2º Le squirrhe et toutes les excroissances squirrheuses : le cancer, le carsinôme, les tubercules, etc. ;

3º La transformation des muscles en tissus blancs et graisseux ;

4º L'endurcissement chronique du tissu cellulaire du scrotum, d'un membre.

MALADIES DE LA PEAU.

1º Les dartres vives, humides et étendues, invétérées, constitutionnelles ;

2º La gale rebelle et compliquée, la lèpre, l'éléphanthiasis ; la teigne, la phthiriase ou maladie pédiculaire ;

3º L'Ichthyose nacrée, la cornée ou pélagre.

OBSERVATIONS :

Toutes les maladies de la peau anciennes , héréditaires , dégoûtantes et susceptibles de se. communiquer.

MALADIES DES MUSCLES.

1° Les ruptures ou déchiremens survenus aux portions charnues et tendineuses des muscles des membres inférieurs ;

2° La rétraction permanente des muscles , le torticolis ancien ;

3° L'atonie ou le relâchement constant des muscles d'une partie.

MALADIES DES OS.

1° La carie , surtout celle des os spongieux , la nécrose , l'exostose , le périostose , le spina-bifida , la diastase ;

2° Les luxations anciennes , les fractures graves ; les entorses violentes avec déplacement complet ou incomplet des os.

3° Le ramolissement et la fragilité des os ;

4° Les corps étrangers dans les articulations , l'hydropisie de ces parties.

MALADIES NERVEUSES.

1° La manie , la folie , la démence ou aliénation mentale ;

2º L'idiotisme ou l'imbécillité, les vertiges invétérés ;

3º L'épilepsie, le somnambulisme ;

4º Le tic douloureux ou convulsif de la face ;

5º La difficulté de la déglutition par l'effet de la
paralysie de l'œsophage ;

6º Le hoquet convulsif continuel ;

7º La dyspnée habituelle ou courte haleine ;

8º L'asthme continuel confirmé, sec, humide
ou catarrhal ;

9º L'asthme périodique ou convulsif;

10º Les palpitations du cœur ;

11º Les pulsations fortes et habituelles à la ré-
gion épigastrique ;

12º Le vomissement habituel, la rumination ;

13º La polyphagie, la boulimie, voracité ou
appétit insatiable ;

14º La sciatique, le tremblememt habituel de la
tête ou de tout le corps ;

15º Le tremblement partiel ou général des
membres ; la danse de Saint-Guy ;

16º Les convulsions habituelles, générales ou
partielles ;

17º La paralysie complète ou incomplète d'une
partie ;

MALADIES GÉNÉRALES OU CONSTITUTION-NELLES.

1° Le rachitisme ou noueure ;

2° Les schrophules ou écrouelles abcédées, ulcérées ;

3° La constitution schrophuleuse seule, bien caractérisée par la débilité qui lui est inhérente;

4° La faiblesse constitutionnelle ou l'extrême maigreur ;

5° L'obésité ou polysarcie ;

6° Le marasme décidé avec ou sans fièvre, caractérisé par des signes d'étisie ou de colliquation;

7° La fièvre hectique avec ou sans lésion organique ;

8° La fièvre intermittente chronique, rebelle à tout traitement ;

9° Le scorbut avancé;

10° La cachexie scorbutique et vénérienne;

11° L'anasarque, l'ictère, la sueur générale et habituelle, la transpiration fétide.

OBSERVATIONS :

Il est un état constitutionnel qui, loin de caractériser une santé parfaite, doit au contraire faire regarder le sujet qui le présente comme étant dans un état voisin de la maladie, et par conséquent, comme inapte au service militaire : c'est l'excessive prédominance du système sanguin, ou la constitution pléthorique au suprême degré chez un individu replet, dont la stature est petite et ramassée, qui a une grosse tête, le cou court, la face injectée, les veines saillantes, et qui ne pourrait se baisser, porter un col, agraffer l'habit uniforme, ni se coiffer d'un schako sans que sa face ne devînt violette, et qu'il ne fût menacé d'une attaque d'apoplexie.

MALADIES DU CRANE.

L'hydrocéphale.

MALADIES DES OREILLES.

L'écoulement continuel purulent et fétide du conduit auditif. — La surdité.

MALADIES DES YEUX.

1° La chute ou la paralysie de la paupière supérieure ;

2° L'ectropion, c'est-à-dire, l'éraillement ou le renversement en dehors de la paupière inférieure ;

3° Le trichiasis ou le renversement en dedans de la même paupière ;

4° La lippitude ou le flux chassieux habituel ;

5° Le flux palpébral purulent et chronique ;

6° L'inflammation et l'ulcération chronique des paupières ;

7° Le mouvement involontaire des paupières ;

8° L'excroissance de la caroncule lacrymale ;

9° L'épiphora ou larmoiement continuel ;

10° Les varices de la conjonctive ;

11° L'ulcère et la fistule de la cornée ;

12° Le gonflement variqueux de la cornée transparente ;

13° Le staphylôme, tumeur ou prolongement de la même partie ;

14° Les taches ou nuages sur les yeux (néphelion, albugo, leucoma), situées vis-à-vis la pupille, ou assez étendues pour obscurcir la vue surtout de l'œil droit ;

15° L'ophthalmie chronique habituelle et incurable ;

16° Les fluxions fréquentes et habituelles sur les yeux ;

17° Le ptérygion, onglet ou végétation de la cornée ;

18° L'hydrophthalmie, l'exophtalmie ;

19° L'égarement ou le clignotement habituel de l'œil droit ;

20° Les convulsions habituelles des yeux ;

21° La myopie ou vue courte ; la diplopie ou vue double ;

22° L'ambliopie ou vue vague, affaiblie, confuse ;

23° L'éméralopie ou vue diurne ; la nyctalopie ou vue nocturne ;

24° L'amorose ou goutte sereine ;

25° La faiblesse de la vue causée par le déchirement ou l'éraillement de l'iris, par l'extrême sensibilité des yeux et le resserrement considérable de la pupille, privée presque totalement du mouvement de dilatation ;

26°
La cécité
causée par les
affections
suivantes :

> L'opacité totale de la cornée transparente ;
>
> L'absence ou l'occlusion de la pupille ;
>
> L'adhérence contre nature de l'iris à la cornée ;
>
> La paralysie des nerfs de l'iris ;
>
> La cataracte, l'opacité de l'humeur cristalline ;
>
> La coarctation permanente de la pupille.
>
> La paralysie du nerf optique, le glaucôme ;

27° Le strabisme très-prononcé.

MALADIES DU NEZ.

1° L'hémorragie habituelle du nez, l'écoulement purulent et fétide du nez, l'ozène ;

2° Tout ulcère rebelle du nez entretenu par un vice spécifique ;

3° Le gonflement des cartilages ou de la cloison du nez, oblitérant les fosses nasales.

MALADIES DE LA BOUCHE.

1° L'ankilose de la mâchoire inférieure ;

2° La tuméfaction ou le prolongement excessif de la langue ;

3° La carie générale des dents, leur perte presque totale par cette cause ou toute autre ;

4° L'exubérance des amygdales ;

5° L'écoulement involontaire de la salive ;

6° L'haleine infecte par cause irrémédiable.

MALADIES DU COU.

1° Le goître ou bronchocèle assez volumineux pour gêner la respiration et empêcher l'homme de mettre son col, et d'agraffer son habit ;

2° L'ossification de la glande thyroïde, la phtysie laryngée.

MALADIES DE LA POITRINE.

1° L'anévrisme du cœur et toutes les affections de cet organe ;

2° La phtysie au premier, deuxième et troisième degré ;

3° L'hémoptysie par disposition originaire habituelle ou périodique ;

4° L'hydrothorax ou hydropisie de poitrine ;

5° L'hydro-péricarde ;

MALADIES DU BAS-VENTRE.

1° La péritonite chronique ;

2° L'inflammation ou l'engorgement chronique d'un ou plusieurs viscères abdominaux ;

3° La phtysie de ces mêmes viscères.

4° L'ascite ;

5° L'hémathémèse ;

6° Le mélena ou maladie noire ;

7° L'existence du ténia ou ver solitaire ;

8° La Dyssenterie chronique ou phtysie intestinale ;

9° Le flux de sang intestinal habituel et chronique ;

10° L'incontinence permanente des matières fécales ;

11° Les tumeurs hémorroïdales internes ;

12° Le flux hémorroïdal périodique abondant ;

13° Les hémorroïdes ulcérées , la chute habituelle du rectum.

MALADIES DES VOIES URINAIRES ET DES PARTIES GÉNITALES.

1° La gravelle ou néphrite calculeuse ;

2° L'hématurie ou pissement de sang. (On considérera comme cas de réforme les hémorragies insolites et abondantes par un point quelconque des surfaces muqueuses) ;

3° La rétention continuelle ou fréquente de l'urine par l'effet des affections chroniques de l'urètre et de la vessie ;

4° Le catarrhe chronique de la vessie , le calcul vésical ;

5° L'incontinence d'urine , le diabèthe ;

6° La rétraction permanente d'un ou deux testicules , au point de s'engager douloureusement dans l'anneau ;

7° L'hydrocèle vaginale et celle du cordon , le varicocèle , le cirsocèle , l'hématocèle , le sarcocèle.

OBSERVATIONS :

Toutes les affections graves du scrotum , des testicules et des cordons spermatiques sont des cas de réforme.

MALADIES DES EXTRÉMITÉS SUPÉRIEURES ET INFÉRIEURES.

1° Les verrues nombreuses et volumineuses, couvrant les mains de manière à gêner le jeu des doigts ;

2° Le relâchement des capsules et des ligamens articulaires avec mobilité extraordinaire et luxation volontaire ou involontaire des os ;

3° Les varices noueuses, volumineuses, multipliées et ramassées sous forme de tumeurs ;

4° Le rhumatisme fibreux, arthritique chronique, avec gonflement des articulations, engorgement des tissus environnans ; gêne, difficulté ou impossibilité d'exécuter les mouvemens ; douleurs rhumatismales chroniques ;

5° OEdème habituel des extrémités inférieures ;

6° Sueur abondante et habituelle des pieds ;

7° Les ongles dans les chairs.

MALADIES DISSIMULÉES.

I.

1° La dépilation du cuir chevelu ;

2° La chute des sourcils ;

3° La perte des dents ;

4° L'haleine fétide ;

5° La hernie inguinale ;

6° L'incontinence des matières fécales ;

7° La chute habituelle du rectum ;

8° La rétention ou l'incontinence d'urine ;

9° La sortie de l'urine par le nombril ;

10° La sueur habituelle des pieds ;

11° Le raccourcissement d'une extrémité infé-rieure ;

II.

1° L'absence ou le défaut absolu de mémoire ;

2° La miopie ;

3° L'épilepsie, le somnambulisme ;

4° L'hémoptysie périodique, l'asthme ;

5° L'existence du tœnia ou ver solitaire ;

6° Le vomissement habituel ;

7° La voracité ou l'appétit insatiable, ou la rumination.

8° La gravelle, le flux hémorroïdal ;

9° Le catarrhe chronique de la vessie ;

10° Les douleurs rhumatismales et névral-giques ;

11° La fièvre intermittente rébelle ; l'épuise-ment des forces.

MALADIES SIMULÉES.

I.

Maladies simulées dépendant uniquement de la

volonté qui règle seule les mouvemens et l'état prétendu vicié ou désordonné de l'économie animale,

SAVOIR :

1° L'épilepsie ;

2° L'idiotisme ;

3° L'absence de la mémoire ;

4° La folie ou démence mélancolique ;

5° La manie ;

6° La surdité ;

7° La chute de la paupière supérieure de l'œil droit ;

8° Le mouvement involontaire des paupières ;

9° Le strabisme ;

10° Les mouvemens convulsifs des paupières et des yeux ;

11° Le mutisme ;

12° L'aphonie ;

13° Le bégaiement ;

14° Le torticoli ;

15° La gibbosité ;

16° La voussure du dos ;

17° La courbure de la colonne épinière ;

18° Le vomissement volontaire ;

19° La rumination ;

20° La rétention et l'incontinence d'urine ;

21° Le tremblement partiel ou général ;

22° La paralysie ;

23° La rétraction ou la flexion continuelle des doigts et des membres ;

24° La claudication ;

25° Les douleurs rhumatismales et névralgiques ;

26° L'élévation d'une épaule ;

27° La roideur et l'ankilose d'un membre ou d'une portion de ce membre ;

28° Le raccourcissement ou la déviation d'un membre ;

29° L'inversion ou la torsion des pieds.

II.

Maladies simulées et imitées volontairement avec des moyens artificiels, mais sans aucune altération de tissus, ni lésion importante de fonction,

SAVOIR :

1° La jaunisse ;

2° Les échymoses ;

3° La phthyriase ou maladie pédiculaire ;

4° L'écoulement purulent des oreilles ;

5° L'hémoptysie ou crachement de sang ;

6° L'hématémèse ou vomissement de sang ;

7° La hernie inguinale et scrotale ;

8° La chute du rectum ;

9° Les hémorroïdes internes ;

10° L'hématurie ou pissement de sang ;

11° L'excrétion des calculs vésicaux ;

12° Le changement de la couleur et de la consistance de l'urine ;

13° Le flux hémorroïdal ;

14° Les varices.

III.

Maladies simulées, factices et volontaires, imitées par l'application à l'extérieur ou à l'intérieur d'agens qui produisent une altération ou un changement contre nature dans la forme, le volume, l'intégrité, la continuité et la sensibilité de diverses parties du corps,

SAVOIR :

1° Les plaies ;

2° Les mutilations ;

3° Les ulcères ;

4° Les dartres ;

5° La teigne;

6° L'éruption de pustules et de pétéchies;

7° L'ophthalmie ;

8° Le scorbut des gencives ;

6

9° La carie , la destruction partielle ou la perte presque totale des dents ;

10° L'hydrocéphale ;

11° Les vertiges ;

12° La folie furieuse ;

13° L'emphysème ;

14° L'ascite ;

15° La tympanite ;

16° L'hydrocèle ;

17° Le pneumatocèle ;

18° La hernie inguinale et scrotale ;

19° Le vomissement des alimens ;

20° La faiblesse du pouls ;

21° La défaillance et la syncope ;

22° Les palpitations du cœur ;

23° L'amaurose ou goutte sereine ;

24° La fièvre ;

25° L'émaciation et l'épuisement des forces.

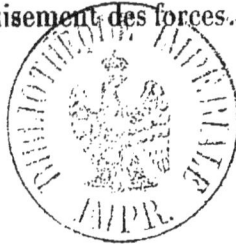

FIN.

TABLE DES MATIÈRES.

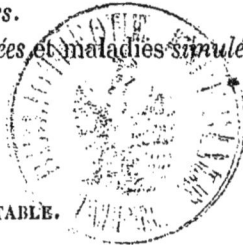

FIN DE LA TABLE.

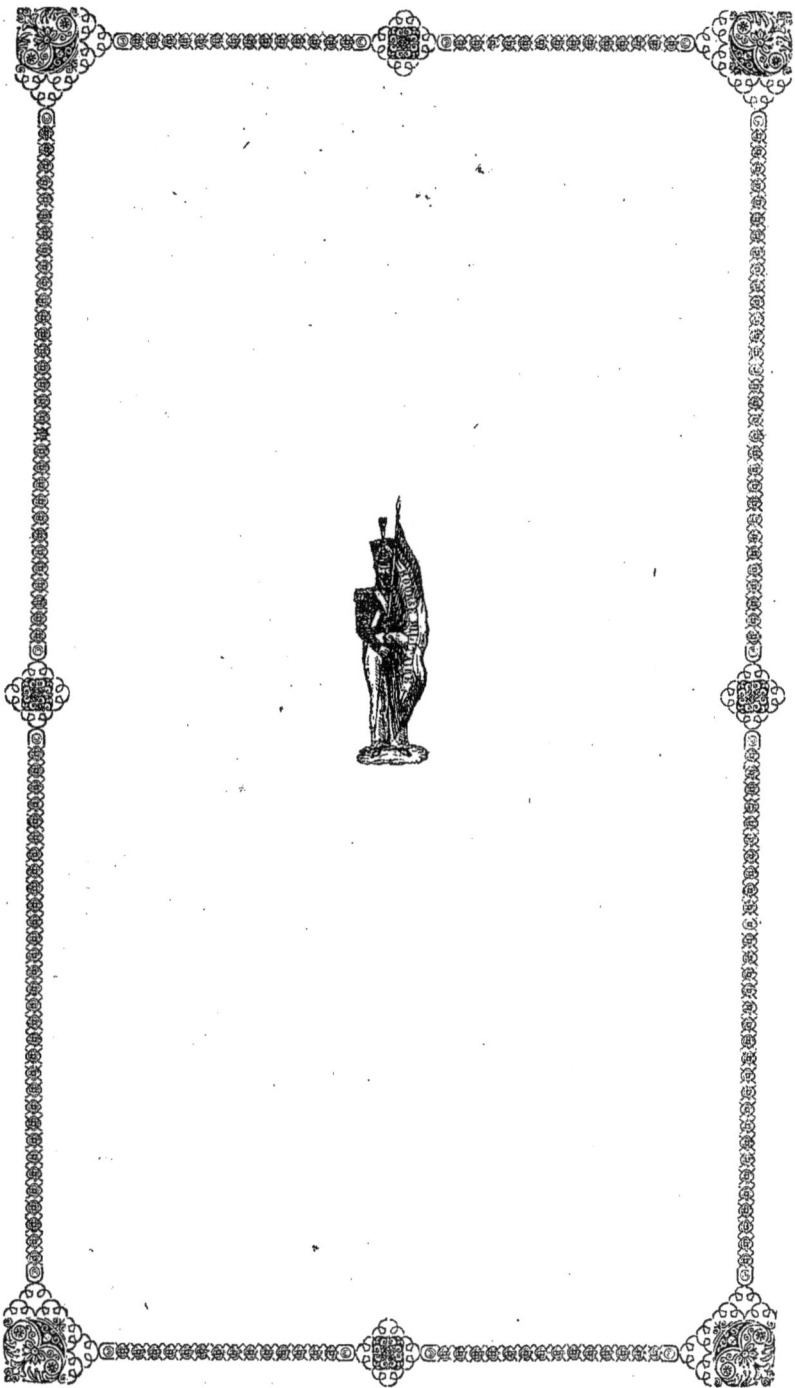

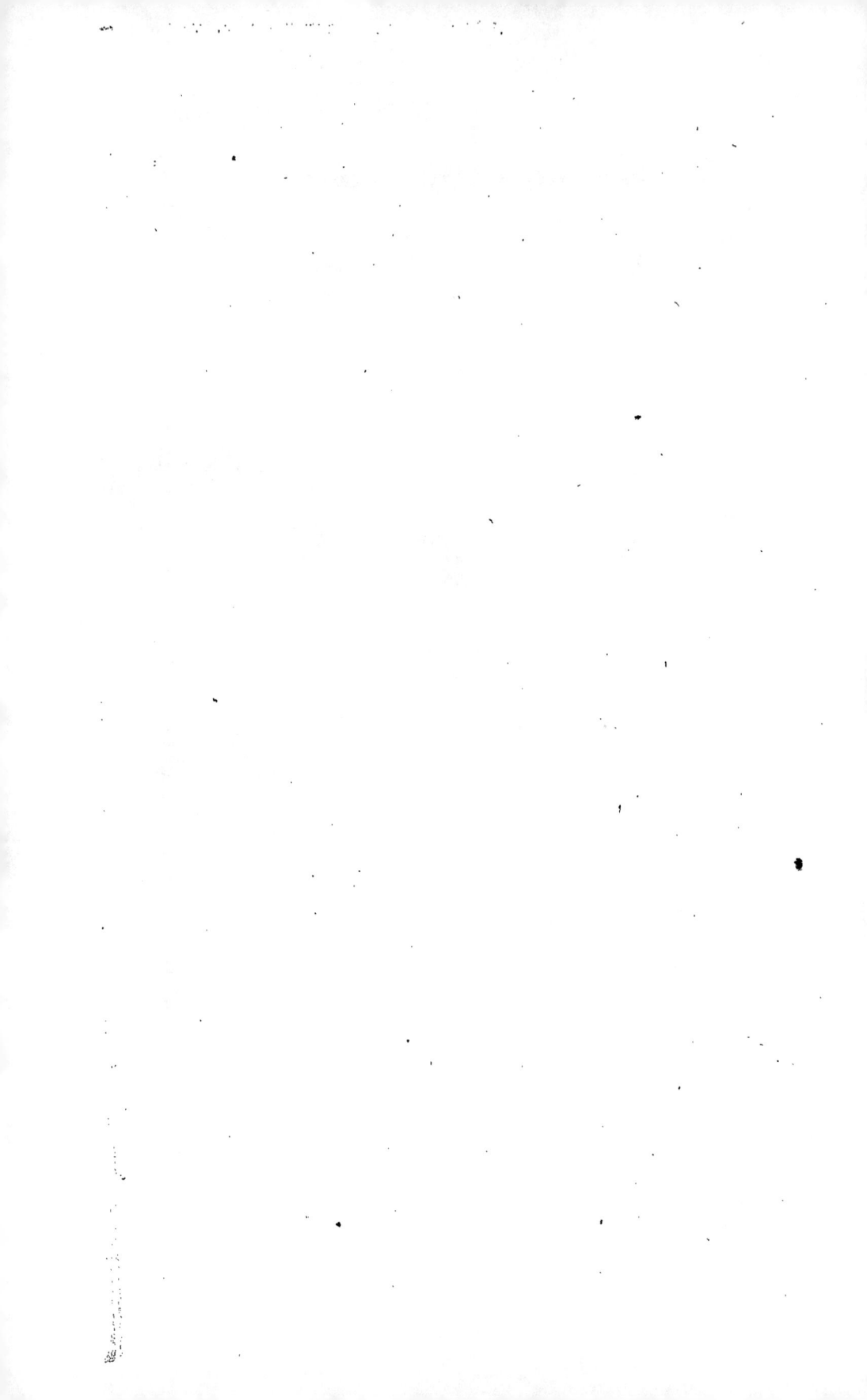